AF310831

DU PASSÉ

DU

PRÉSENT ET DE L'AVENIR

DE LA

PHARMACIE

PAR

CHARLES LE PERDRIEL

Pharmacien de première classe,
Membre de plusieurs Sociétés savantes.

Prix : 1 franc.

PARIS
VICTOR MASSON ET FILS, ÉDITEURS
PLACE DE L'ÉCOLE DE MÉDECINE, I.

1862

DISCOURS

PRONONCÉ A L'HÔTEL DE VILLE

DANS LA SÉANCE DU 14 NOVEMBRE 1862

DE LA

SOCIÉTÉ DES SCIENCES INDUSTRIELLES, ARTS ET BELLES-LETTRES DE PARIS.

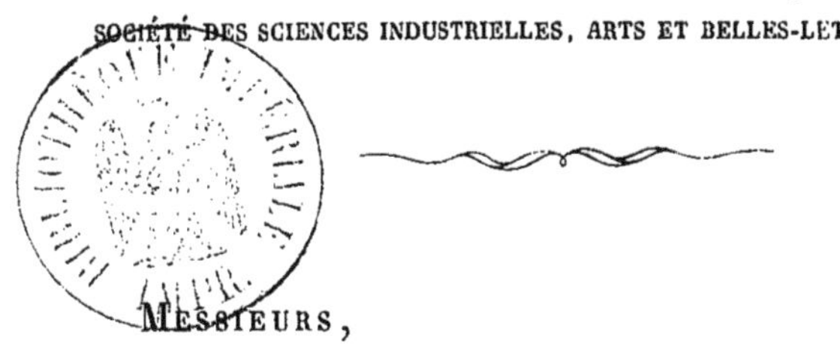

MESSIEURS,

Le but que poursuit la Société des sciences industrielles, arts et belles-lettres, l'impulsion toujours croissante qu'elle imprime à l'esprit public, le haut mérite des membres qui la composent, tout, dans la pensée, dans les moyens comme dans les résultats, est noble, inspire l'admiration et l'estime; aussi n'est-ce pas sans un vif sentiment d'émotion que je viens aujourd'hui vous remercier de l'honneur que vous me faites en me jugeant digne de participer à vos travaux.

Ma place au milieu d'un aréopage aussi distingué ne m'apporte pas d'illusions, et la conscience de mon faible talent me fait reconnaître que je la dois moins à ma valeur personnelle qu'à votre flatteuse indulgence.

Quoi qu'il en soit, cette faveur me cause assez de reconnaissance pour que, par mon zèle et mes études, je cherche à me maintenir à la hauteur de l'estime que vous voulez bien m'accorder.

De tout temps, Messieurs, des esprits d'élite se sont réunis pour mettre en commun leurs connaissances et porter l'écho de leurs paroles dans l'univers entier. Chercher l'origine de ces premières aspirations, ce serait vouloir remonter aux épanouissements primordiaux de la pensée humaine. Elle serait intéressante l'étude qui aurait pour but de présenter à la philosophie de notre époque l'ensemble des diverses évolutions qu'a suivies le germe de l'idée, pour rayonner de la genèse de chaque peuple à l'émancipation de la raison et du progrès, d'une création à une création.

Que, sans flatterie, il me soit permis de considérer notre institution comme le couronnement et le moteur de cette marche inces-
sante de la pensée. Je ne l'envisagerai pas au triple point de vue
que nous représentons; car si résumées que fussent mes appréciations, elles donneraient matière à un long discours. Je me bornerai
à vous dire quelques mots de l'une des branches les plus importantes de l'art de guérir; je veux parler de la pharmacie, à laquelle
j'ai voué l'application de ma jeune expérience.

Je me sens entraîné vers mon sujet par le souvenir d'un opus-
cule auquel vous avez bien voulu donner votre consécration [1]. Oui,
Messieurs, l'émulation que m'apporte la récompense que vous
décerniez naguère à un travail dont je suis l'auteur, me laisse
espérer que je ne tromperai pas votre attente en vous entretenant
du passé, du présent et de l'avenir des sciences pharmaceutiques.
Les corps savants amènent des résultats manifestes : ils conservent
le goût des laborieuses recherches, entretiennent le feu sacré des
bons sentiments et propagent les grandes idées. Vous, surtout,
Messieurs, suivez la voie large du progrès; car vous accueillez
avec le même empressement les découvertes de l'homme de science
et les réflexions du modeste penseur.

C'est à ce dernier titre que je vous soumettrai quelques considérations historiques et morales sur l'un des corps les plus utiles à
l'humanité.

§ 1ᵉʳ.

En suivant le cours des siècles écoulés, je trouverai une grande
ligne de démarcation dans le sujet qui m'occupe; en delà et au
deçà deux époques bien tranchées, l'antiquité et le moyen âge.

La pharmacie fera partie intégrante de la médecine, celle-ci de
la philosophie. Tout se résumera dans ce mot : *thérapeutique.* Art
de guérir, tel est le but ! Moyens moraux et hygiéniques, voilà les
modes ! Quant à l'idée, elle sera partout et toujours la même. Les
créateurs des diverses cosmogonies en comprendront à ce point la
valeur qu'ils la déifieront, lui donneront des formes, des attributs
et des rites. Ainsi, les Grecs adoreront Esculape, et les Égyptiens
conféreront l'immortalité à leur Mercure trois fois grand (Trismé-
giste ou Hermès) qui, sous Osiris, donna les premières notions de

---

[1] Thèse intitulée *De l'ergot de froment, de ses propriétés médicales et de ses
avantages sur le seigle ergoté,* honorée d'une médaille d'argent de la Société des
sciences, etc.

cet art, dit depuis *art hermétique*, où la chimie devait trouver son berceau. Les législateurs, et surtout Moïse et Lycurgue, lui consacreront la plus grande partie de leurs études et de leurs lois. Les prêtres de l'Orient, à Memphis, à Thèbes et à Héliopolis, la garderont dans leurs temples, où, sous le nom d'*Art sacré*, elle sera l'objet de profonds mystères interdits sous les peines les plus sévères aux profanes mortels. Elle se trouvera mêlée à tout : à la morale, à la législation, à la philosophie; et Hippocrate sera le premier qui, d'après Celse, la séparera de la théosophie pour en faire une science à part. Elle restera flottante et indécise l'espace de six siècles, et se fixera au quatrième, dans cette fortunée Byzance où les lettres et les arts trouvèrent un refuge contre les secousses qui ébranlaient alors l'Occident. L'alchimie, sans s'en douter, la fera sortir de ses creusets, voyager, avec les Arabes conquérants, d'Alexandrie en Espagne, d'Espagne en France, où Lavoisier la trouvera entourée de l'ignorance enfantée par l'imagination du vulgaire. Ce ne sera qu'à cette époque que, dégagée de toute entrave, elle prendra enfin son essor pour arriver à l'apogée de sa gloire et de son triomphe.

L'esquisse rapide que je viens de vous présenter semble se rapporter de plein droit à la médecine; mais en prenant un à un les noms des savants dont je résume en quelques lignes l'influence jusqu'au dix-huitième siècle, je trouve dans la manipulation constante des substances médicamenteuses des motifs suffisants pour faire rentrer ces considérations dans le cadre que je me suis tracé. « Peu importe le titre, dirai-je avec M. *Planchon*, l'érudit direc-» teur de l'École de pharmacie de Montpellier; peu importe le titre » en ces âges d'universalité de connaissances. Médecine, alchimie, » astrologie, pharmacie, tout cela se confond aisément dans les » personnalités éminentes qui brillent comme des phares dans la » nuit scientifique de ces temps obscurs. »

Il est une chose qui étonne dans l'examen des sciences à leur origine : c'est que les Grecs et les Romains, si supérieurs en tout, qu'aujourd'hui même nous devons, dans beaucoup de cas, nous incliner devant eux, ne nous aient pas laissé de documents sur la question qui nous occupe. Faut-il admettre qu'ils n'avaient pas la moindre notion de la chimie, eux qui avaient fait de si rapides progrès en physique et se trouvaient constamment en rapport avec l'Égypte, ce berceau de toutes les connaissances humaines? La manipulation de l'or, de l'argent et du soufre aurait-elle amené au moyen âge seulement des découvertes importantes, et l'antiquité n'y aurait-elle su rien trouver? Ce n'est pas probable. Les poisons de Mithridate et de Locuste, la multiplicité des médicaments employés dans l'ancienne thérapeutique, les noms des principaux métaux empruntés aux déités mythologiques, la racine grecque elle-même du mot chimie ($\chi\upsilon\mu\delta\varsigma$, suc de plantes), tout porte à croire que cette science, qui se rattache à l'industrie par tant de côtés à l'hygiène, à la médecine et aux arts, s'est développée, sinon dans les ateliers de Tubalcaïn, comme le prétend Olœus Borrichius, du moins dans les temples païens, au milieu des philtres et des incantations.

Les disciples d'Hermès, ces pharmaciens-chimistes du moyen âge, sont les premiers qui traitent des données élémentaires de la science. L'Arabe Jean Giaber ouvre la marche de ces intrépides souffleurs, comme les nomme si spirituellement un de nos écrivains les plus distingués, M. Louis Figuier, dans son curieux et remarquable traité sur les alchimistes. Dès le huitième siècle apparaissait un ouvrage sur la nature, la fusion et la malléabilité des métaux, suivi d'apophthegmes plus ou moins bizarres sur les sels et les eaux-fortes. Au neuvième, Rhazès découvrait la préparation de l'eau-de-vie et composait un assez grand nombre de médicaments dont l'alcool était l'excipient. L'Europe, jusqu'à cette époque, restait plongée dans la plus profonde ignorance. L'Espagne, à l'apparition des Maures, recevra dans ses écoles de Cordoue, de Séville et de Tolède la tradition du grand œuvre chimique. Arnault de Villeneuve, Raymond Lulle, Roger Bacon, viendront s'inspirer à ce nouveau foyer, et répandre partout le goût de connaissances qui se prêtaient si merveilleusement à l'avide curiosité des passions humaines.

Si l'on envisage la marche rapide qui emporte aujourd'hui la chimie ; si l'on remarque qu'en cinquante ans elle a fait plus de progrès qu'en dix-huit siècles, on est presque tenté d'accuser le moyen âge de stérilité. « Cependant, dit le docteur Hœfer, en examinant les choses de plus près on en découvre la raison. Il est un fait reconnu, c'est que l'esprit humain n'a jamais de repos, il ne peut en avoir : il observe, il s'instruit en tout temps, en tout lieu. Mais à l'époque dont nous parlons, les savants avaient de bons motifs pour ne pas produire en public le fruit de leurs travaux : il leur en coûtait la liberté, souvent la vie. »

Nous en trouvons la preuve dans les recommandations multipliées qu'ils faisaient soit à leurs disciples, soit à leurs lecteurs :

« Cache ce livre dans ton sein, dit Arnault de Villeneuve, et ne » le mets point entre les mains des impies. » Et dans un autre passage : « Celui qui révèle ce secret est maudit et meurt d'apo- » plexie. »

« J'ai maintenant assez parlé, dit Basile Valentin ; j'ai enseigné
» notre secret d'une manière si claire et si précise, qu'en dire un
» peu plus, ce serait vouloir s'enfoncer dans l'enfer. »

« Je te jure sur mon âme, s'écrie Raymond Lulle, que si tu
» dévoiles ceci, tu seras damné. »

La crainte et les appréhensions des alchimistes se trouvent plus
que légitimées par les menaces fulminées contre eux dans les bulles
de la papauté, et les arrêts les plus sévères des rois et empereurs
qui, la plupart, condamnaient leurs doctrines et livraient leurs
malheureux adeptes aux flammes du bûcher, et à toutes les hor-
reurs des supplices de l'inquisition.

Faut-il s'étonner encore si les sciences chimiques ont mis tant
de temps à se développer, et si la période du moyen âge a été si
pauvre en découvertes vraiment importantes ?

D'après l'opinion de beaucoup de savants, il paraît impossible,
Messieurs, que les chercheurs d'or du quinzième siècle n'aient pas
eu connaissance de l'hydrogène et de ses propriétés éclairantes,
eux qui manipulaient sans cesse des métaux en contact avec des
acides et des matières organiques. « Mais, dit le docteur Hœfer, celui
qui aurait eu le courage de faire devant témoins l'expérience d'un
corps invisible s'enflammant avec bruit à l'approche d'un autre
corps en ignition, celui-là eût été infailliblement pendu ou brûlé
vif. » Il en fallut beaucoup moins à Roger Bacon pour être enfermé le
reste de ses jours.

Le moyen âge était le règne des idées traditionnelles poussé à
l'excès : l'expérience devait se taire devant l'autorité spirituelle, et
la première conséquence de ce principe était l'interdiction des
causes matérielles. Il était bien permis aux philosophes scolas-
tiques de discuter sur le nominalisme et le réalisme, sur les catégories et les universaux d'Aristote ; mais l'usage de la raison et
son application saine et impartiale à l'observation de la nature
étaient réservés à d'autres temps. Le phénomène physique le plus
simple était supposé produit par une cause fantastique, un agent
mystérieux et surnaturel.

Or, il faut un libre essor à toute pensée pour qu'elle apparaisse,
se dessine et se transforme ; aussi devons-nous être remplis d'admiration en présence de la patience de nos devanciers qui, parmi
des obstacles et des persécutions de toute nature, poussaient jusqu'à l'obstination le sentiment de leurs études. Le temps n'était
rien pour eux, tandis que, malheureusement, il est tout pour nous.
Ils ne se laissaient jamais rebuter par un insuccès. Ils s'incarnaient

pour ainsi dire dans leur œuvre et en poursuivaient la réalisation, y consacrant leur existence entière, leur tranquillité, leur fortune. « L'opérateur qu'une mort prématurée enlevait à ses travaux lais- » sait souvent en héritage à son fils une expérience commencée, et » il n'était pas rare de voir celui-ci léguer dans son testament les » secrets de l'expérience inachevée dont il avait hérité de son » père [1]. »

Il y a dans cette conduite quelque chose de profondément vrai. Le temps ! C'est là un des grands secrets de la nature, et c'est ce que les alchimistes n'ignoraient pas ; aussi, empruntant tout leur langage à ses admirables manifestations, cherchaient-ils à imiter ses moyens et à saisir ses voies de longue élaboration. Bien des produits, en effet, que le chimiste est incapable d'obtenir dans son laboratoire, sont engendrés avec profusion par la nature à la faveur d'agents ordinaires dont l'action se prolonge pendant des siècles.

Si dans leurs expérimentations les alchimistes étaient partis de meilleures données, ils seraient incontestablement arrivés à des résultats merveilleux, auxquels ne parviendront peut-être jamais les chimistes de notre époque, trop avides de jouir du présent. Patients et laborieux alchimistes, si souvent traités de fous, quel large sillon vous avez tracé ! N'est-ce pas à vous que nous devons l'eau-forte dont vous connaissiez l'action sur les métaux ? Vous avez trouvé l'alcool, la potasse caustique, la purification de l'or et de l'argent par la coupellation, le sublimé corrosif, le sulfure d'anti- moine, les acides sulfurique et chlorhydrique, le cinabre, le pré- cipité rouge, le minium, le bismuth, le zinc, le phosphore, l'am- moniaque, l'éther, la porcelaine, la poudre à canon ; et grande est la gloire que vous avez à revendiquer dans notre siècle.

Reconnaissons, en résumant tous nos aperçus, que si le but de l'alchimie n'a pas été atteint, cet art reposait sur des faits réels précurseurs de nos grandes découvertes. Le savant Balard disait, il y a peu de temps, à l'Institut : « *Il est des esprits qui ne de- mandent jamais à une découverte si elle est utile, mais si elle est belle ; il en est d'autres au contraire qui, s'inspirant de l'amour exclusif de l'utile, taxent volontiers toutes les grandes inventions restées jusqu'à ce jour sans application comme de brillantes fu- tilités. Ce sont de nobles erreurs que le temps se chargera de détruire.* » En effet, combien d'années n'ont pas séparé la pre- mière expérience de Scheele sur la coloration du chlorure d'argent

---

[1] Hœfer, *Histoire de la chimie*, t Ier.

par la lumière, de cet art nouveau dont nous voyons étalés partout les magnifiques produits ! Il y avait déjà longtemps qu'OErsted avait montré dans une expérience célèbre la déviation imprimée à l'aiguille aimantée par un courant électrique, et nous avons admiré depuis plus de dix ans le génie d'Ampère, avant qu'on eût vu se dérouler à la surface du globe ce fil miraculeux qui transmet dans un instant, d'un bout du monde à l'autre, l'écho de la pensée.

Je pourrais citer mille exemples semblables. Je rappellerai seulement que la France a la plus large part dans ces progrès, dans ces découvertes qui honorent l'humanité ; et que les sciences pharmaceutiques particulièrement dotèrent le monde d'une foule de créations aussi grandioses qu'utiles. Nommer en effet Baumé, Cadet, Chaptal, Parmentier, Figuier de Montpellier, Vauquelin, Courtois, Bouillon-Lagrange, Laugier, Serrullas, Derosne, Dupasquier, Balard, Dumas, Thenard, Guibourt, Bussy, Soubeiran, Réveil, etc., etc., c'est faire l'énumération encore bien incomplète des savants chimistes, des habiles pharmaciens, des auteurs érudits, l'honneur et la gloire de notre corps.

§ 2.

J'examinerai maintenant, Messieurs, si notre époque est à la hauteur du progrès qu'implique le passé, et si l'avenir doit y trouver des garanties.

La société, comme l'a dit un de nos maîtres, demande aujourd'hui bien plus que de l'or. Ce qu'elle veut, ce n'est pas un éclat inerte et superficiel, c'est une puissance active et sûre. L'homme doit étudier la nature non pour se tenir à ce qu'elle produit, mais pour la forcer à le servir et à élever sans cesse le marchepied où il repose ; il doit savoir que l'invention d'un degré de plus dans la ténacité du fer élèverait bien plus haut sa dignité, que le miracle d'un vil métal changé en or ou du gravier devenu diamant.

Lorsque toutes les industries, toutes les professions, se trouvent protégées et peuvent se développer librement, j'ai le regret de constater un temps d'arrêt marqué dans la situation actuelle de la pharmacie. La crise devient de plus en plus sérieuse, le mal de plus en plus grand. Chacun se plaint, et en disant cela je crois être l'interprète des sentiments de tous mes confrères ; chacun sollicite et appelle de tous ses vœux d'utiles et promptes réformes.

Les causes de la profonde inertie où tombe chaque jour notre profession sont diverses et nombreuses : je ne m'attacherai qu'aux principales.

La première, et aussi la plus fatale, se trouve dans la division du corps en pharmaciens de première et de seconde classe. Je ne puis qu'applaudir aux idées du Gouvernement qui a cherché, en établissant des catégories, à donner une impulsion à la science et à créer une noble émulation. Ces dispositions légales ont relevé les études, augmenté l'instruction, étendu le progrès. Mais ont-elles, en rehaussant l'honorabilité de la profession, agrandi le bien-être individuel, établi l'avenir particulier? Non. Rien n'a changé; je pourrais presque dire que le côté matériel et physique s'est abaissé de toute la proportion dont s'est élevé le côté moral. Pourquoi et comment cela? Le voici :

On a demandé à la nouvelle génération des garanties immenses; on a exigé des frais considérables d'éducation, et pour tant de devoirs pas le moindre droit, pour tant de sacrifices pas la moindre compensention ne sont venus rétablir l'équilibre d'une fortune déjà compromise, poser les bases d'un avenir réparateur. Ces données se trouvent de tout point contraires aux plus simples notions d'industrie, de commerce et d'économie sociale. Il semble juste qu'on ne demande en effet à une profession quelconque un surplus de force et d'activité qu'autant qu'on lui aura fourni un moyen sûr et facile de travail et de débouchés.

Si de l'application j'arrive à la morale du fait, je ne suis pas moins embarrassé. Je regarde dans toutes les organisations, dans toutes les hiérarchies : partout je trouve une proportion, un balancement entre le mérite et le salaire, les devoirs et les droits, la production et le revenu. Je ne chercherai pas bien loin, et, pour appuyer mon assertion, j'examinerai tout à côté de nous les différences qui existent dans une disposition réglementaire semblable entre les docteurs en médecine et les officiers de santé. Si l'on demande aux premiers des connaissances plus variées, des frais plus considérables qu'aux seconds, du moins leur accorde-t-on plus d'avantages. Ainsi, ont-ils le monopole exclusif des opérations chirurgicales dans la presque totalité des cas, la surveillance toujours dans des circonstances plus rares. Je pourrais multiplier les exemples et prouver surabondamment la vérité de mes principes; mais réellement les prémisses du problème sont si simples, si évidentes, qu'il est superflu de chercher à les démontrer.

De tout ce qui précède, il faut conclure que la direction imprimée à la pharmacie, louable dans ses causes déterminantes, mais fausse dans ses effets, doit être inévitablement condamnée à l'inertie si des concessions favorables ne la tirent de l'ornière, si une nouvelle et féconde impulsion ne vient bientôt stimuler le mouvement en établissant des lois protectrices et des limites d'action.

Mais peut-être me suis-je trompé, peut-être me suis-je laissé emporter par l'ensemble de mes idées dans des aperçus dont le détail aurait pu corriger la logique. Je veux bien retourner en arrière, et voir si je ne trouve pas d'objections à mon raisonnement.

Me dira-t-on qu'un pharmacien de première classe a le droit de s'établir partout où il voudra? Cela est vrai; mais je pourrai déjà répondre que le pharmacien de seconde classe n'a pas à se préoccuper trop aujourd'hui d'une disposition semblable. N'a-t-il pas de plus qu'autrefois une circonscription d'école assez vaste, et la somme relativement modique qu'il serait obligé de donner pour avoir le droit d'exercer n'importe où, en s'assujettissant à la prescription de nouveaux examens, peut-elle se comparer aux longues dépenses que demande un diplôme d'école supérieure?

Une dernière réflexion me conduit à me demander si ce prétendu droit est réellement un avantage. Je le comprends et l'admets pour un médecin, qui peut se déplacer facilement et ne se trouve pas embarrassé d'un matériel considérable ; mais, une fois établi, un pharmacien ne devra-t-il pas le plus souvent renoncer à l'exercice d'un droit qu'il ne peut accepter qu'au prix de pertes énormes? Aussi cette compensation est-elle complétement illusoire.

Un pharmacien de première classe peut seul être membre du jury médical et faire des expertises légales.

Je ne m'arrête pas à cette remarque. Outre que ces charges sont très-pénibles et qu'il ne faut rien moins que du dévouement pour les accepter, je ferai observer que l'absence d'un pharmacien de son officine lui occasionne plus de préjudice que ses fonctions ne lui rapportent d'intérêt.

Où donc le pharmacien de première classe sera-t-il indemnisé? Aura-t-il le privilége de donner les premières notions de la science à des apprentis? *Sera-t-il dispensé de la suspicion qui l'assimile au marchand de bas étage en le condamnant à la visite du commissaire de police ou du jury médical? Aura-t-il le premier* l'avantage de l'organisation de la médecine gratuite? Non. Somme toute et tout bien considéré, ses avantages seront nuls ou se réduiront, si l'on veut, à un titre, à un relief d'étiquette si mesquin que la plupart le dédaignent, et ils sont conséquents, car un titre suppose des droits, et nous avons établi que ces droits n'existaient pas.

Je dois, avant d'aller plus loin, déclarer que si je demande des distinctions réelles et pratiques, je le fais plutôt pour obéir à un sentiment de justice et d'équité, conséquence nécessaire d'une théorie posée par les lois, que pour établir un parallèle entre les membres d'un corps où doit régner l'esprit d'une entente cordiale et d'une parfaite confraternité. Le sujet qui m'inspire ces réflexions est trop sérieux et trop élevé pour que je puisse avoir jamais l'intention de le faire descendre aux mesquines allusions d'une personnalité ou d'une rivalité quelconque.

Une des plus grandes plaies de la pharmacie est dans les empiétements continuels du commerce inférieur. L'épicerie a transformé ses magasins en de véritables officines où sont vendus à vil prix des médicaments de mauvaise qualité, le plus souvent nuisibles à la santé publique. Je n'en finirais pas si je voulais énumérer toutes les substances ou remèdes spéciaux qui de la pharmacie sont passés dans le domaine des boutiquiers. Il est même des cas nombreux où l'épicier devient praticien, vendant des formules composées et magistrales. Je puis dire sans trop me tromper, et puisqu'on se familiarise déjà avec le système des catégories, que l'épicier est par le fait un pharmacien de troisième classe.

Il est une autre spéculation qui, depuis quelque temps, se développe sur toute la France dans une proportion effrayante et occasionne le plus grand mal à nos intérêts, pendant qu'elle fait descendre notre profession de la sphère de dignité qu'elle cherche vainement à conserver. Il devient de mode qu'un droguiste ait dans sa maison un pharmacien. Le client passe de la droguerie dans la pharmacie, et une ordonnance est remplie en deux fois, moitié par le simple commis, moitié par le praticien à gages; et encore veux-je bien choisir les faits à peu près ordinaires et oublier les circonstances où l'employé illettré de la droguerie se pose en pharmacien de quatrième classe.

La concurrence est une conséquence inévitable de la situation. Le droguiste reçoit tous ses produits de première main et en assez grande quantité pour avoir des remises considérables. Il se ménage, en outre, la facilité de les revendre en détail : trois causes majeures qui lui permettent d'établir des prix très-réduits relativement à ceux du pharmacien son client. Je pourrais citer telle et telle ville où ces faits sont si bien consacrés que la pharmacie y est totalement impossible, et si impossible que le pharmacien a dû chercher, en dehors d'une carrière qui lui coûte si cher, le moyen de subvenir aux nécessités de ses affaires en péril. Il s'est fait fabricant de limonade, de liqueurs; il est devenu petit négociant; il a spéculé sur le débit des denrées coloniales; il a vendu de l'huile, du savon, des allumettes!!

Je n'exagère rien, Messieurs; il en coûte de dire de pareilles choses; il est triste de vous le présenter, condamné à abaisser son caractère à des expédients de politesse outrée et d'éloquente persuasion, l'homme à qui la société impose l'ingrate nécessité d'une solitude et d'un isolement continuels, d'un travail, d'une surveillance, d'une responsabilité de toutes les heures. Mais il faut avoir le courage du moment; il faut qu'on sache tout pour que tout puisse changer.

Le pharmacien est en pleine crise, qu'on ne s'y trompe pas. Le luxe, l'augmentation des loyers et des objets de première nécessité s'imposent fatalement, soit à son amour-propre et à sa dignité, soit à son existence et à ses devoirs de famille. Tout, d'un côté, lui demande un surcroît de revenus; tout, d'un autre côté, lui en impose la diminution. Il constate autour de lui un empiétement général : l'épicier, le droguiste, l'herboriste, le parfumeur, le distillateur, le bandagiste, chaque corps d'état vient successivement lui enlever peu à peu une spécialité, une nécessité de son industrie. S'est-il jamais trouvé plus éloigné du temps où le perchlorure d'or se vendait 24 francs la goutte! Il est vrai de dire qu'il n'y avait alors que des apothicaires.

Il me reste à examiner comment on pourrait remédier à tan d'inconvénients que je viens de signaler et à bien d'autres que je ne nomme pas. L'idée que j'ai à proposer n'est pas neuve : elle se résume à un projet de loi qui ne permettrait pas aux pharmaciens de deuxième classe d'exercer dans les villes de premier ordre ou dans celles d'une population déterminée.

Cette solution, tout en donnant aux praticiens de première classe une large facilité de développer les fruits de leurs études, réaliserait les garanties que le Gouvernement a semblé vouloir exiger d'eux en les astreignant à de nouvelles et onéreuses exigences. C'est dans les grands centres, en effet, que se font chaque jour les essais les plus remarquables, et bien évidemment la science gagnera à n'y trouver que des intelligences d'élite.

Mais si la science doit profiter de cette modification, combien la confiance morale du public ne devra-t-elle pas s'en ressentir?

Les prescriptions les plus délicates, les opérations les plus minutieuses ne se font guère que dans les grandes villes, par cette raison bien simple que c'est là que se trouvent les notabilités médicales, et que règnent ou bien vont se faire traiter les maladies les moins ordinaires.

Un second moyen de régénération consisterait dans la délimitation rationnelle des officines. Ce mode vous semblera peut-être extraordinaire. Il vous le paraîtra moins, Messieurs, si je vous signale des villes de quinze cents âmes qui ont jusqu'à trois pharmaciens, et si je vous cite le fait d'un confrère obligé de quitter, peu de temps après son installation, un chef-lieu de canton de plus de quatre mille habitants où il avait seul une circonscription nette de dix kilomètres, mais où la population, comme je puis le constater par une lettre du maire, était dans l'habitude de recevoir les médicaments des docteurs et officiers de santé. Un pareil fait me dispense de tout commentaire. Il donne une mesure de l'imperfection des lois qui régissent l'exercice de nos droits.

Il y a déjà longtemps qu'un honorable confrère et ancien magistrat, M. Vée, traçait le plan d'une *pharmacie normale* après avoir, comme prémisses de son travail, posé l'hypothèse de la limitation du nombre des officines.

Qu'on y réfléchisse; mais quelles que soient les modifications que l'on propose, il faut sortir de ce cercle vicieux. Il faut de deux choses l'une : ou niveler les études, et alors les droits seront égaux; ou, conservant le système actuel, établir des différences aussi marquées, aussi rationnelles dans la jouissance des droits d'un diplôme qu'elles le sont dans les moyens de l'acquérir.

§ 3.

Il est maintenant facile, Messieurs, de conclure pour l'avenir des sciences chimiques et pharmaceutiques. L'horizon est loin d'être rassurant.

Je souhaite que mes paroles puissent avoir quelque retentissement, et qu'elles inspirent à tous le désir de se rallier pour une cause qui, à tant de titres, intéresse l'humanité.

Lorsque l'on appelle les hommes les plus éminents de nos facultés et de nos écoles à se réunir pour déterminer les bases qui doivent servir de guide et de code à la nouvelle génération, on ne saurait trop s'entendre, et il ne serait peut-être pas inopportun de saisir les rares occasions qui se présentent de montrer comment l'intérêt public engagé dans une question scientifique doit trouver d'immenses garanties sous l'égide d'une organisation protectrice, mais sévère et intelligente. Qu'il me soit donc encore permis de mettre en relief tous les arguments qui pourraient plaider en faveur d'une corporation digne à tous égards qu'on lui rende justice.

Une fois de plus établissons ce qu'elle fait, ce qu'elle veut faire, et laissons entrevoir ce qu'il faut qu'elle soit.

« Il y a dans le pharmacien complet, dit M. Planchon, trois
» hommes, le commerçant, le praticien, le savant ; commerçant,
» il confine à l'épicier, au droguiste ; praticien, il donne une main
» au confiseur et une autre au chimiste ; savant, il se réclame des
» sciences naturelles et physiques. Il peut s'appeler Scheele, et dans
» l'obscurité d'une pharmacie de campagne enrichir la chimie de
» découvertes merveilleuses. Avec Lemery, Rouellé, Pelletier, Ca-
» ventou, il a sa place aux premiers rangs de la science moderne. »

Indiquer sa mission, avec Virey, c'est signaler toute sa valeur :
« S'il y a un vin frelaté, une eau malsaine, un air méphitique, un
» aliment dangereux, à qui peut-on mieux s'adresser qu'au pharma-
» cien-chimiste pour y remédier? Un minéral contient-il des sub-
» stances métalliques ou des sels qu'on puisse exploiter? Telle plante
» est-elle utile comme aliment, comme médicament, pour la tein-
» ture, pour les arts? Comment extraire de tel fruit ou de telle ra-
» cine du sucre ou une fécule nutritive? Comment neutraliser tel
» poison, analyser telle liqueur? Qui se connaît mieux dans les arts
» ou la technologie que le pharmacien vraiment digne de ce titre?»

Par ses études approfondies de la botanique, de l'histoire natu-
relle, de la chimie, ajouterai-je pour compléter cette nomenclature, qui mieux que le pharmacien peut être utile aux sciences agricoles?

Écoutez M. Dorvault qui, dans quelques pages pleines de goût et remarquables de logique, trace rapidement les services que les pharmaciens rendent chaque jour à la société : « Les uns, dit notre
» judicieux confrère, ont, à leurs frais personnels et placés dans
» les conditions les moins avantageuses, publié de nos jours la
» flore, la géologie, l'hydrologie, l'œnologie de leurs départements ;
» d'autres, la monographie des substances alimentaires de la
» France; d'autres enfin, dans les mêmes conditions de précarité,
» ont ouvert des cours pour l'instruction professionnelle et hygié-
» nique des classes ouvrières. Paris, Lyon, Rouen, Nantes, Bor-
» deaux, etc., ont confié leur enseignement industriel à des phar-
» maciens. »

Et dans un autre passage :

« Combien en connaissons-nous, pour notre part, qui au milieu

» de privations de toute nature ne se plaignent que d'une chose, ne
» pouvoir se livrer à l'étude ! Une concurrence sans frein, les be-
» soins matériels de chaque jour à satisfaire, le lui interdisent abso-
» lument. Que cherche-t-il ? de quoi se préoccupe-t-il encore dans
» ces réformes qu'il réclame aujourd'hui ? Avant tout, de sa dignité
» professionnelle. A une époque de positivisme comme la nôtre,
» une profession qui se préoccupe tant de ses intérêts moraux est
» assurément deux fois digne. »

En attendant que s'améliorent nos institutions, je suis heureux
d'avoir à vous parler d'une idée d'autant plus belle qu'elle est pa-
triotique et nationale. C'est pour moi une grande satisfaction, qui
vient à l'appui de toutes mes prémisses tendant à prouver que la
pharmacie s'est toujours rencontrée à la tête du progrès, de la
trouver dans un article envoyé à *l'Avenir commercial* du 24 août
dernier par un honorable confrère, le premier des négociants de
Paris : chacun de vous a nommé M. Menier.

Après avoir établi dans des appréciations remarquables que les
travaux chimiques peuvent déplacer les richesses territoriales et
faire passer une nation du rôle de tributaire à celui de fournisseur ;
après l'avoir surabondamment prouvé et après avoir posé les chif-
fres curieux qui depuis soixante ans sont la base de la richesse con-
tinentale, M. Menier est d'accord avec nous pour reconnaître que
notre avenir industriel demande une impulsion. Je le laisserai parler. « Les cours publics font des gens instruits fort embarrassés
» pour monter un appareil ; une école pratique seule peut faire des
» chimistes. Nous le voyons par ce fait qu'il n'est pas un homme
» ayant un nom dans la science qui n'ait fait un noviciat dans le
» laboratoire d'un maître ou qui n'ait été répétiteur ou préparateur
» dans une école de l'État ; mais il n'est pas donné à tout le monde
» d'être admis dans ces sanctuaires, et les jeunes aptitudes qui ne
» peuvent disposer ni d'un local ni des instruments de travail finis-
» sent par s'éteindre dans les difficultés qu'elles rencontrent.

» De ces diverses considérations il ressort qu'une école spéciale
» entièrement consacrée à la chimie pratique, où l'enseignement
» serait fait en mettant aux mains de l'élève la cornue et la balance,
» en le conduisant pas à pas depuis la préparation de l'hydrogène
» jusqu'à l'étude des matières colorantes et des produits organiques
» les plus délicats, est une institution nécessaire à notre époque.
» Je crois qu'une semblable création répondrait au vœu d'un grand
» nombre de chefs d'industrie, et surtout à la pensée de l'impor-
» tante Société industrielle de Mulhouse, qui encourage si libérale-
» ment les découvertes par des prix considérables. Pour gagner ces

» prix on formerait, dans cette école pratique, une pléiade de chi-
» mistes familiers avec tous les genres de problèmes. Les grandes
» sociétés d'encouragement et d'agriculture, qui remplissent avec
» tant d'éclat la mission de récompenser les hommes de mérite
» industriel ou agricole, accorderont certainement leurs sympathies
» à un projet qui a pour but d'en multiplier le nombre. On peut
» espérer les mêmes dispositions bienveillantes des membres de la
» Société des amis des sciences.

» Pour moi, continue M. Menier, je suis si convaincu des heu-
» reux résultats d'une institution de ce genre, et pour nos fabriques
» et pour la gloire du pays, que je n'hésite pas à proposer aux
» industriels et aux commerçants intéressés aux progrès de l'art
» chimique une souscription spéciale pour fonder cette école de
» chimie pratique. Si ma proposition rencontrait quelque sympa-
» thie, j'ouvrirais volontiers cette souscription en m'inscrivant
» pour la somme de vingt-cinq mille francs.

» Dans une seconde communication, dit en terminant mon hono-
» rable confrère, je me propose d'exposer avec plus de détails le
» but et l'organisation de cette école de chimie pratique. »

« Tel est, ajoute le docteur Quesneville en reproduisant l'article
» de *l'Avenir commercial* dans son journal *le Moniteur scientifique*,
» sous le titre : « Une idée heureuse appuyée d'un bon argument
» (25,000 francs), par un homme positif », tel est le projet plein
» de grandeur et d'avenir que M. Menier propose aux industriels,
» projet que ces derniers, s'ils en comprennent l'importance et
» l'utilité, s'empresseront d'appuyer. Cette fondation d'un labora-
» toire qui manque à l'industrie des produits chimiques, serait
» tout à la fois une bonne action envers le pays et un bon placement
» pour les capitaux qui s'y fixeraient. »

Cette proposition, qu'il suffit d'entendre pour que, devançant les
communications ultérieures de l'auteur, on en puisse déjà calculer
la prodigieuse portée, aura, Messieurs, toutes vos sympathies. Car
on ne peut se défendre des sentiments généreux à tous les titres
qui l'inspirent et de la confiance absolue que commande une haute
expérience dans les conceptions industrielles et commerciales.

A tous les services qu'une école de chimie pratique est destinée à
rendre dans les sphères élevées de la production nationale, ne pour-
rait-on en joindre un autre dont les conséquences ne seraient certes
pas douteuses dans un avenir peu éloigné ? Je veux parler de son
application aux études pharmaceutiques. Les avantages que peut en
retirer la pharmacie sont immenses. Généralement les élèves ne

peuvent s'occuper dans les officines qu'à la partie pratique et super-ficielle de la profession. La théorie, la science doivent être mises de côté. Les exigences du service quotidien les astreignent à des mani-pulations de détail qui captivent uniquement leur attention sans exercer l'intelligence. Ils passent trois, quatre, cinq années, et quel-quefois davantage, à des travaux de routine, et ils connaissent à peine les premiers éléments lorsque de la pharmacie ils passent aux études supérieures de l'école. Nous pourrions peut-être dire que l'école supérieure enseigne beaucoup trop la théorie, relative-ment à la pratique. L'école de chimie pratique porterait un remède à ces deux graves inconvénients : la science y serait sommairement professée ; la théorie et l'application y marcheraient de pair et dans de justes proportions.

Messieurs, je termine en résumant les vœux que peut renfermer mon argumentation. Je désirerais voir le pharmacien dégagé d'une multitude de petits détails qui conviennent si peu à sa dignité ; je désirerais que des mesures de législation le missent au niveau des bienfaits qu'il répand autour de lui, tout en assurant sa position sociale et lui permettant de se livrer à des études qui ne manque-raient pas de profiter à l'humanité. Me faisant l'humble écho des plaintes communes, je serais heureux de vous voir prendre mes réflexions en considération. L'intérêt que je porte à un corps dont je suis fier d'être membre, la conviction de mon droit me don-nent l'espoir que, si mal qu'elle soit plaidée, une cause aussi juste ne vous trouvera pas indifférents. En entreprenant la tâche de vous convaincre, j'ai peut-être préjugé de mes forces ; mais si je n'ai pu réussir à vous intéresser et à vous persuader, toujours aurai-je obéi à un cri de ma conscience et pourrai-je avoir le mérite d'ins-pirer à plus instruit et plus digne d'être écouté que moi, le désir et le projet de triompher dans une entreprise qui mérite si bien le succès ; car cette cause, Messieurs, est la vôtre ; c'est la cause des sciences et des arts, et c'est à ce titre que je me permets de la re-commander à votre philanthropie et à votre bienveillance.

Paris, le 14 novembre 1862.

PARIS. — TYPOGRAPHIE DE HENRI PLON, IMPRIMEUR DE L'EMPEREUR, RUE GARANCIÈRE, 8.

www.ingramcontent.com/pod-product-compliance
Ingram Content Group UK Ltd.
Pitfield, Milton Keynes, MK11 3LW, UK
UKHW021720090726
13657UKWH00005B/2363